I0425419

Jocelyn BERTHOLO

Comment Réduire Votre Cholestérol Sans Régime

Introduction

Vous redoutez d'avoir trop de cholestérol et pensez que pour épargner vos artères, il vous faut suivre un régime draconien. Et bien, pas du tout. Préserver efficacement son système cardiovasculaire peut se faire sans se priver.

D'après les dernières recherches scientifiques, il est tout à fait possible de concilier plaisirs du palais et bonne santé cardiaque. Car les effets nocifs du cholestérol se neutralisent aisément.

Pour éviter les risques dus à son excès, la conduite à tenir est très simple et ne vous demandera pas d'efforts surhumains. Vous pourrez continuer à manger normalement et à savourer vos mets préférés. Aucun sacrifice. Pas de suppression. Juste un tout petit réaménagement sans douleur de votre alimentation. Et vous serez protégé.

Avez-vous une bonne conduite alimentaire ?

Nous avons tous des idées bien précises sur la façon de nous nourrir. En voici quelques unes. Sont-elles les vôtres ?

– Il faut manger de la viande 2 fois par jour, tous les jours. Ça donne des forces.

– Les viandes blanches ne sont pas nutritives.

– Pour réduire le cholestérol, il faut surtout supprimer les aliments qui en contiennent.

– Le poisson n'apporte rien de plus que la viande.

– Les légumes servent surtout d'accompagnement.

– Il est préférable de ne pas boire de vin.

– On peut manger du beurre allégé tant qu'on veut.

– Toutes les huiles se valent.

– Le pain, c'est juste pour accompagner (et vous en prenez du blanc).

– On a besoin d'un peu de fruits, seulement pour les vitamines.

Désolée... Si vous adhérez à ces propositions, vous avez tout faux. Et il faut d'abord se mettre bien d'accord. Manger sans se priver ne signifie pas manger mal. Vous allez constater que l'alimentation anti-cholestérol s'oppose à bien des idées reçues comme celles-ci.

Qu'est-ce que le cholestérol ?

Avant de suivre les bonnes tactiques pour contourner ses méfaits, sachez quelles sont exactement les caractéristiques de cet élément dont on dit tant de mal.

Un ennemi mais aussi un ami...

Sa mauvaise réputation est partiellement injustifiée. Certes, il cause des dégâts quand il se dépose sur les parois artérielles. Mais ce n'est ni un poison, ni un déchet.

Savez-vous qu'il est indispensable à la vie de notre organisme?

Corps gras qui entre dans la composition de nos cellules, il participe à la synthèse des différentes hormones, permet la fabrication de la vitamine D et produit des sels biliaires nécessaires à la digestion.

Pour vivre normalement, un adulte a besoin d'au moins 1 gramme 20 de cholestérol par litre de sang.

...pas seul responsable des maladies cardio-vasculaires

On a tant crié haro sur lui que les autres facteurs de risques pour ces maladies ont été négligés. Maintenant, les médecins ne l'accusent pas systématiquement.

D'autres éléments entrent en ligne de compte dans la formation des troubles artériels. Poids, tabagisme, sédentarité sont des ennemis au moins aussi sérieux... de même que les très sournois triglycérides, dont le sucre et l'alcool sont de grands pourvoyeurs.

D'ou vient-il ?

On croit souvent que les aliments qui contiennent du cholestérol sont les principaux agents de son excédent. C'est une erreur. Ils n'entrent que pour un tiers dans le taux de cholestérol sanguin.

Les deux autres tiers sont fabriqués par le foie à partir de l'alimentation. Supprimer tout aliment riche en cholestérol ne fait donc pas baisser celui-ci de manière significative.

Les grandes responsables, ce sont les graisses.

Faites connaissance avec les DEUX cholestérols

Si votre taux de cholestérol est un peu élevé vous vous voyez déjà, barème en main, obligé de contrôler sévèrement votre apport en matières grasses et adieu les plaisirs de la table. Rassurez-vous, ce ne sera pas le cas. Car le cholestérol est un véritable agent double.

Il se présente sous deux formes bien différentes. L'une qui, lorsqu'elle dépasse une certaine quantité, nous veut du mal et l'autre qui nous défend contre les attaques du premier. Celui-là vous pouvez l'augmenter sans crainte et c'est même recommandé.

Explication : selon les graisses qui participent à son élaboration, le cholestérol se divise en deux sortes :

– le Ldl qui se dirige vers toutes nos cellules et dont l'excédent se fixe sur les parois artérielles, les encrasse, réduisant ainsi leur calibre.

– le Hdl qui draine les tissus et les artères, récupère les excédents dangereux et les ramène vers le foie où ils sont éliminés.

Si vos analyses révèlent une hypercholestérolémie, pas de panique.

Il faut, dans un second temps, vérifier le rapport entre Ldl et Hdl. Un taux de Hdl fort doit rassurer, même si le cholestérol total est trop élevé.

C'est seulement en cas d'importante élévation du Ldl qu'un rééquilibrage sera indispensable. Rééquilibrage que vous pourrez effectuer, répétons-le, sans restrictions éprouvantes.

Un peu moins de l'un, un peu plus de l'autre... et le tour est joué

Vous l'avez compris, les corps gras n'ont pas à disparaître totalement de votre assiette. Pour que le cholestérol ne vous cause plus d'ennuis ou ne vienne pas un jour vous en causer, la meilleure méthode est de réduire le mauvais et d'augmenter le bon.

Ce système laisse un large champ de manoeuvre et vous autorise des choix alimentaires plus que variés. Car il permet de ne pas supprimer complètement les aliments à partir desquels se fabrique le Ldl.

Il suffit de les diminuer et de privilégier les constituants du Hdl.

Cette conduite alimentaire vous aidera à perdre vos kilos superflus.

Réduisez votre mauvais cholestérol

Les fautifs, ce sont les acides gras dit saturés qu'on trouve dans les graisses animales (viandes, produits laitiers entiers, pâtisseries).

Nous consommons beaucoup trop de celles-ci.

Elles représentent actuellement 60 % de nos apports en lipides, alors que selon les recommandations des nutritionnistes, elles ne devraient pas dépasser 30 %.

Ne tombez toutefois pas dans l'excès inverse qui consiste à les supprimer.

Elles ont leur utilité.

La viande apporte notamment du fer et de la vitamine B12, indispensables à l'organisme.

Le beurre est riche en vitamine A.

Abstenez-vous quand même de l'employer pour la cuisson.

Et sachez que même allégé, il contient une proportion identique d'acide gras saturés.

En revanche, les produits laitiers écrémés en sont dépourvus. Vous pouvez les consommer sans modération.

Tout est dans l'équilibre

Respecter les 30 % de graisses saturées est assez simple.

Vous pouvez réduire un peu les portions des aliments qui en sont riches, en compensant par autre chose.

Un peu moins de viande, un peu plus de légumes, ou un yaourt maigre en fin de repas.

Faites surtout attention à ne pas les cumuler.

Vous adorez le fromage ? Mangez-en tous les jours et diminuez, par exemple, votre consommation de pâtisserie. Si vous aimez les oeufs et qu'un taux de cholestérol un peu élevé vous incite à les supprimer, c'est un sacrifice inutile.

Comme nous l'avons vu, les aliments contenant du cholestérol influent peu sur sa quantité dans le sang. Ici encore, tout est question d'alternance.

Déconseillés les oeufs mayonnaise en hors d'oeuvre, suivis d'un steak.

Il faut choisir entre les deux. De même, évitez les oeufs frits dans une grande quantité de beurre.

Les viandes blanches à votre secours

Vous êtes un carnivore invétéré.

Mettez plus souvent du veau, du lapin et des volailles à votre menu.

À qualités nutritives absolument égales, les viandes blanches renferment beaucoup moins de graisses que les autres.

– Championne : la pintade avec 2 grammes de lipides pour 100 grammes (contre 20 à 30 grammes dans les viandes rouges).

– Le poulet, la dinde, le veau et le poulet en renferment respectivement : 2 g 4, 4 g et 4 g 5.

Un tel écart vaut bien qu'on adopte ces viandes maigres, au demeurant délicieuses et moins chères que le boeuf ou le mouton.

Les amis de votre système cardio-vasculaire

Les fabriquants de bon cholestérol se nomment acides gras mono-insaturés et poly-insaturés.

N'hésitez pas à leur faire une belle part dans vos repas. Vous ne vous en porterez que mieux.

Voici où les trouver.

Bienfaitrices : les huiles

À part celles de coprah et de palme (avec lesquelles sont faites la plupart des margarines), vous avez tout intérêt à en faire vos alliées.

Elles sont pauvres en acides gras saturés. Selon leurs provenances, elles contiennent des acides gras mono et poly-insaturés dans des proportions variables.

L'huile d'olive par exemple, est surtout riche en mono insaturés, alors que les huiles de maïs, de tournesol ou de pépins de raisin renferment plus de poly-insaturés.

Votre corps a besoin de ces deux sortes d'acides gras (l'idéal est 50 % de mono-insaturés et 25 % de poly-insaturés). Il est donc recommandé de panacher leur consommation quotidienne.

On trouve dans le commerce des huiles combinées qui permettent d'en absorber les bonnes proportions.

L'huile qui a sauvé des grands cardiaques

Des études de prévention cardio-vasculaires réalisées au CHU de Bordeaux de 1988 à 1993 ont abouti à des résultats surprenants.

Deux groupes de malades ont été traités différemment.

Le premier a suivi le régime prescrit par les cardiologues, le second a reçu une alimentation à base d'huile de colza (transformée pour la circonstance en margarine).

À la fin de l'expérience, la guérison dans le second groupe a été supérieure de 70 % à celle du premier groupe.

Le miracle réside dans deux acides gras poly-insaturés dits essentiels : l'acide linoléique et l'acide alpha-linolénique.

L'organisme ne fabrique pas ces deux substances et elles doivent être apportées de l'extérieur.

Ce sont de puissants agents contre le mauvais cholestérol. L'huile de colza les contient dans des proportions idéales.

Leurs bénéfices sont rapides et ils ont un effet préventif. La margarine de colza n'existe pas malheureusement dans le commerce.

Mais vous pouvez acheter de l'huile. À bon entendeur…

Omega 3. Les fabuleux protecteurs

Sous ce nom se cachent des acides gras essentiels, c'est-à-dire non fabriqués par l'organisme. I

ls abaissent eux aussi considérablement le taux de cholestérol Ldl.

De plus, ils luttent efficacement contre les triglycérides, ces autres graisses néfastes qui circulent dans le sang. Ils sont capables de retarder ou d'attaquer la formation de plaques d'athérome qui bouchent les vaisseaux.

C'est dire l'utilité de les fournir à notre corps. Mais où trouve-t-on ces précieux éléments ? Tout simplement dans les poissons gras.

Les Japonais et les Esquimaux, grands consommateurs de thon, morue, saumon, sardines ne connaissent pratiquement pas les maladies cardio-vasculaires. Alors, faites comme eux.

Mangez du poisson plus souvent.

Il ne vous fera pas grossir.

Le poisson le plus gras est encore moins riche en graisses que la viande la plus maigre.

Sans supprimer les viandes, il est vraiment très conseillé de leur substituer plusieurs fois par semaine l'un ou l'autre de ces poissons gras, si bénéfiques.

Mais peut-être ne sont-ils pas de votre goût ? Vous pouvez quand même alors profiter des Omega 3 en vous procurant des compléments alimentaires à base d'huile de poissons.

Des bienfaiteurs inattendus – ou le paradoxe français

Les Français mangent plutôt mal.

Pourtant, on meurt moins de maladies cardio-vasculaires en France que dans des pays tels que les États-Unis ou l'Angleterre.

Et savez-vous ce qui protège les habitants de l'hexagone ? Le vin rouge.

Des chercheurs ont découvert qu'en petites quantités, il représentait une formidable arme anti-cholestérol.

Il n'intervient pas dans la fabrication du bon cholestérol mais empêche le mauvais d'encrasser les artères.

Il freine en effet son oxydation grâce à des substances appelées flavonoïdes et polyphénols.

Substances qui ont en outre un rôle protecteur contre la destruction de tous les tissus, y compris ceux du coeur.
Boire 1 à 3 verres de vin rouge par jour est donc non seulement agréable, mais recommandé.

Autre découverte surprenante : les vertus du foie gras et du pâté de foie.

Les habitants du sud-ouest de la France qui en consomment beaucoup sont moins sujets aux infarctus.

Des études récentes montrent qu'ils bénéficient des effets de la vitamine B9 largement présente dans ces mets. Inutile cependant de vous gaver de foie gras.

L'intérêt de cette découverte réside dans l'utilité de la vitamine B9. Or, on trouve aussi celle-ci en abondance dans les fruits et légumes.

Pour une alimentation parfaite : imitez les Crétois

Ce sont les champions de la longévité. Depuis des lustres, leur manière de s'alimenter n'a pas changé. Elle concilie tout ce qu'il faut pour se préserver des ennemis du système cardio-vasculaire.

En l'adoptant, vous ne pourrez vous faire que du bien.

Elle est savoureuse et pas compliquée. Un peu de viande, des poissons grillés, du fromage de chèvre, des yaourts, du pain, des céréales. Ils parfument leurs plats à l'huile d'olive et boivent chaque jour un peu de vin rouge. Et ils consomment beaucoup de fruits et de légumes frais et secs.

Merveilleux fruits et légumes. Outre leur vitamine D9, ils sont bourrés d'anti-oxydants. Comme le vin, ils freinent l'oxydation du cholestérol Ldl et s'opposent à la dégradation des cellules.

Les Crétois sont aussi très friands de noix, d'amandes et de pourpier.

À l'instar du colza, ces aliments présentent un bon équilibre en acides linolénique et alpha-linoléique.

Grâce à eux et à l'huile d'olive, tous les acides gras recommandés sont présents.

Ainsi, sans le savoir, depuis des millénaires, les habitants de la Crète se nourrissent exactement selon les conseils des scientifiques d'aujourd'hui.

Alors c'est décidé, vous vous mettez au régime crétois ?

À noter qu'on trouve en pharmacie des compléments alimentaires composés des actifs bienfaisants de cette alimentation (notamment les anti-oxydants). Mais rien ne vaut les repas préparés. Et pour mieux vous convaincre et vous habituer, pourquoi n'iriez vous pas passer vos prochaines vacances dans cette île paradisiaque ?

Les petits trucs supplé-mentaires

On ne se protège jamais trop. Voici quelques autres moyens de traiter l'hypercholestérolémie. Et de ne pas vous inquiéter si vous faites quelques écarts côté nourriture.

Bien se nourrir ne doit pas devenir une obsession telle qu'il faille tous les jours, sans exception, contrôler ce qu'on mange.

Ces différentes aides vous permettront de rétablir l'équilibre.

Le son

Selon une étude anglaise, la consommation journalière d'au moins 50 grammes de son d'avoine peut faire baisser le taux de cholestérol de 15 %.

Un petit déjeuner aux flocons d'avoine est donc une très bonne idée.

Les autres céréales complètes sont également efficaces mais dans des proportions moindres.

Le pain complet au levain

Remplacez votre baguette par un pain de campagne.

Beaucoup plus riche en vitamines, minéraux et fibres que le pain blanc, le pain complet empêche le taux de cholestérol de grimper.

Préférez celui au levain, plus digeste, et dont les minéraux sont mieux assimilés.

La pomme (surtout la pomme verte)

Excellent stabilisant du taux de cholestérol. Sa pectine forme un gel qui emprisonne les graisses et régule leur absorption.

Si vous avez un peu forcé sur les viandes grasses, mettez-vous pendant quelques jours aux granny-smith.

L'ail

C'est aussi un ami de nos artères.

À condition d'en consommer au moins une tête crue chaque jour.

Vous faites la grimace ? Il y a une autre solution : le prendre en gélules.

La lécithine de soja

La lécithine sécrétée par le foie lutte contre le cholestérol.

Elle est présente dans notre corps à des taux souvent insuffisants.

Celle du soja vient soutenir son action quand l'alimentation est trop riche en acides gras saturés.

Elle contribue à émulsionner les graisses et à éviter leur excès dans le sang.

L'huile de germe de blé

Avec ses acides gras essentiels et sa vitamine E anti-oxydante, elle lutte doublement contre les dépôts de cholestérol.

On la trouve surtout sous forme de gélules. Très pratiques à avaler à tous moments de la journée.

Les boissons qui font du bien

Le thé vert

De préférence au café buvez du thé. Le thé vert protège le coeur.

Un chercheur des Pays-Bas a montré que ceux qui en buvaient 4 tasses par jour ont une meilleure santé cardiaque que les buveurs de café.

Le thé Hao-Ling

Ce thé aux vertus anti-cholestérol reconnues est un cru rare du Yuman.

Produit de phytothérapie chinoise traditionnelle, c'est un excellent réducteur naturel des lipides dans le sang. Très faible en théine, il n'empêche pas de dormir et aide à la digestion.

Une tisane pour contrôler le cholestérol

Faites préparer 10 grammes de cousoudre, 20 grammes de douce-amère, 10 grammes d'artichaut, 20 grammes de chiendent et 20 grammes de patience. Jetez 2 cuillerées à soupe de ce mélange dans un quart de litre d'eau froide et laisser bouillir 3 minutes avant de retirer du feu. Laissez infuser 10 minutes. Filtrez et buvez tiède, sans sucre, 3 fois par jour.

Et pour terminer : un peu de gym

Une activité sportive modérée est bénéfique à ceux qui souffrent d'hypercholestérolémie. L'entraînement à l'effort oxygène le muscle cardiaque et rend plus facile le travail du coeur.

La respiration s'effectue mieux. Et le taux de bon cholestérol s'élève aux dépens du mauvais qui baisse. Alors ne restez pas sédentaire.

Marchez, nagez, faites votre jogging.

20 minutes de sport chaque jour compléteront les bienfaits de votre alimentation désormais très saine.

Pour en savoir plus

Bien-être et santé N° 148 (en pharmacie).

JULLIEN (Jean-Louis), Vivre avec un cardiaque, Josette Lyon.

LECERF (Jean-Michel), La nutrition, Privat.

RENAUD (Serge), Le régime santé, Odile Jacob.

RUEFF (Dominique) et NAHON (Maurice), La bible anti-âge, Jouvance.

Adresses utiles

– Fédération française de cardiologie : 5 Rue des Colonnes du Trône – 75012 Paris. www.fedecardio.com. Elle fédère 28 associations régionales.

– Revue Coeur et Santé : 19, Rue Vivienne, 75002 Paris. Tél : 01 42 86 69 13. Elle fournit des conseils et des informations pratiques sur l'alimentation.

– Office national de tourisme de Grèce : 3, Avenue de l'Opéra, 75001 Paris. Tél : 01 42 60 65 75. Minitel 3615 Grèce. Pour avoir des informations sur la Crète.

– Liste des points de vente du thé Hao-Ling en écrivant à Fimex : 10, rue du Perche, 75003 Paris. Tél : 01 48 04 54 07.

Table des Matières

www.ingramcontent.com/pod-product-compliance
Lightning Source LLC
Chambersburg PA
CBHW051408280526
45784CB00007B/3156